QUELQUES RÉFLEXIONS

SUR LES DIVERS APPAREILS EMPLOYÉS

AU TRAITEMENT

DES DIFFORMITÉS DE LA TAILLE,

Par P. VALERIUS,

BANDAGISTE, MÉCANICIEN-ORTHOPÉDISTE

A PARIS.

BATIGNOLLES-MONCEAUX. — IMPRIMERIE D'AUGUSTE DESREZ ET Ce,
rue Lemercier, 24.

QUELQUES RÉFLEXIONS
SUR LES DIVERS APPAREILS EMPLOYÉS
AU TRAITEMENT
DES DIFFORMITÉS DELA TAILLE,

Par P. VALERIUS,
BANDAGISTE, MÉCANICIEN-ORTHOPÉDISTE
A PARIS.

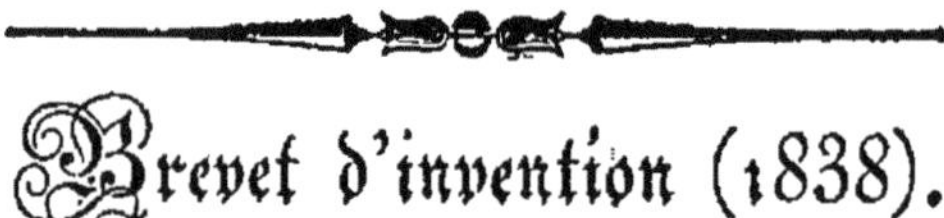

PARIS,
CHEZ A. PHILIPPE,
33, RUE GRENELLE-SAINT-HONORÉ,
Et chez tous les libraires du quartier de l'École-de-Médecine.

1839.

DES DÉVIATIONS

OU

DES DIFFORMITÉS DE LA TAILLE EN GÉNÉRAL.

DES DÉVIATIONS

OU DES

DIFFORMITÉS DE LA TAILLE EN GÉNÉRAL.

Dans le corps humain, le tronc est un point central auquel viennent aboutir toutes les extrémités du corps; il renferme aussi des organes essentiels à la vie.

Une conformation normale est donc nécessaire à cette partie pour qu'elle puisse fournir l'appui que réclament les membres qui y sont articulés et en même temps conserver un espace suffisant aux organes qu'elle renferme et les protéger contre les agens extérieurs.

Du vice de conformation du tronc naissent diverses difformités.

Les unes puisent leur source dans les positions anormales des épaules, les autres dans la déformation de la colonne vertébrale.

En considérant les déviations de la colonne vertébrale sous le rapport de leurs causes premières, on peut les diviser en deux espèces : celles qui ont leur siége dans les vertèbres elles-mêmes, et celles dont la cause est hors des vertèbres et qui proviennent d'un défaut d'équilibre dans les formes musculaires, de mauvaises positions accidentelles ou d'un genre de travail particulier, etc.

DES DIVERSES MÉTHODES DE TRAITEMENT

ET

DES DIVERS APPAREILS EMPLOYÉS

POUR LES DÉVIATIONS DE LA TAILLE.

DES DIVERSES MÉTHODES DE TRAITEMENT,

Et des divers appareils employés pour les déviations de la taille.

Il n'y a pas longtemps que l'art de l'orthopédie était complètement ignoré et qu'une application de la mécanique au traitement des difformités de la taille était faite pour ainsi dire sans observations, sans études anatomiques ou physiologiques. Ce n'est que depuis fort peu d'années que quelques médecins consciencieux et éclairés ont apporté des modifications ou changemens à l'emploi des appareils uniformes qu'on employait presque pour tous les cas. Ils ont étudié les causes, le siége, l'intensité des difformités, et ils ont reconnu le peu d'identité qui existe entre elles, la nécessité de composer des appareils de nature à éviter les mécomptes et les accidens occasionnés par ceux existans, et cependant susceptibles d'être appliqués au plus grand nombre de cas que présentent les déviations de la taille. On a vu surgir successivement une foule de ceintures, de corsets, de lits destinés au redressement des difformités, et depuis les machines importées de Wurzbourg jusqu'à celles qui décorent le bel établissement de *la Muette*, la liste en serait longue et variée. Cependant malgré cette richesse apparente, la médecine se trouvait souvent dénuée des ressources nécessaires : toutes ces mécaniques péchaient, soit par l'élévation de leur prix, soit par la complication de leur construction, soit encore par la difficulté de leur application, qui interdisait de les confier à des mains sans expérience; dans d'autres cas enfin, on ne pouvait en faire usage qu'à huis clos, dans des maisons spécialement affectées au traitement des difformités. De là le défaut de principe fixe dans le traitement, de là cette multitude d'inventions qui encombrent la science sans l'enrichir.

Appelé par plusieurs médecins de Paris et de

la province à confectionner pour leurs malades divers appareils destinés au redressement des difformités de la taille, j'ai entendu la plupart d'entre eux se plaindre de la structure et du mode d'action des machines mises en usage jusqu'ici. J'ai écouté avec attention les reproches qu'ils leur adressaient; je les ai recueillis et médités, et j'ai imaginé une espèce de *corset-lit* dans la construction duquel j'ai tâché d'éviter les inconvéniens qui m'avaient été signalés.

Je crois devoir énumérer ici, pour qu'il devienne plus facile de juger si j'ai réussi, les appareils employés en France ou à l'étranger par les médecins orthopédistes.

On peut les diviser en deux classes principales : ceux qui sont destinés à agir dans la *position verticale*, et ceux qui ne sont applicables que dans le décubitus ou *position horizontale*.

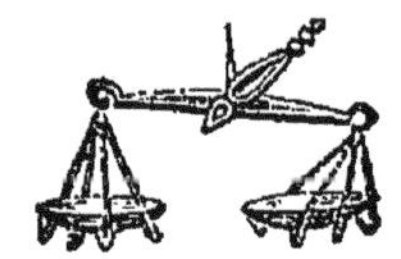

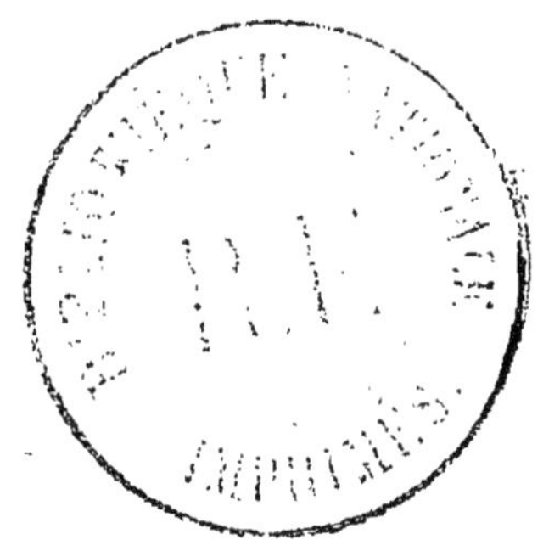

APPAREILS

DESTINÉS A AGIR DANS LA POSITION VERTICALE.

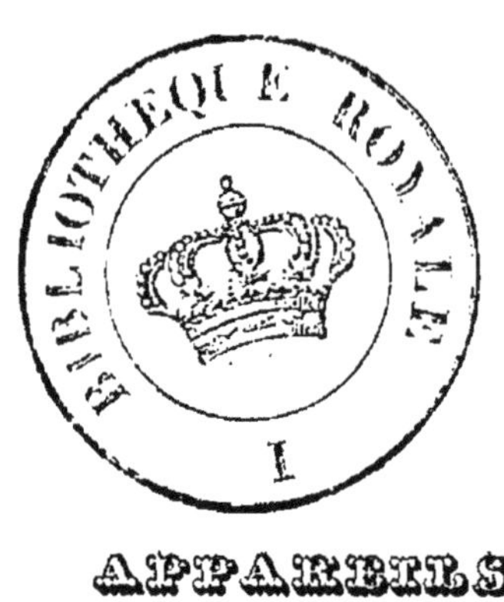

APPAREILS

DESTINÉS A AGIR DANS LA POSITION VERTICALE.

Ces premiers appareils ne sont considérés par la plupart des praticiens que comme des agens secondaires, des moyens accessoires de traitement. Tous les bons esprits pensent que dans la station le poids de la tête et des extrémités supérieures, celui des viscères pectoraux et abdominaux qui sont attachés à la colonne vertébrale, augmentent considérablement la résistance que celle-ci oppose aux moyens de redressement; en sorte qu'on a à combattre non-seulement les courbures existantes, mais les forces qui tendent à les augmenter.

Ils observent en outre que la presque totalité des difformités reconnaissent pour causes : des habitudes vicieuses de tenue, le mauvais emploi des extrémités inférieures, l'inclinaison du bassin, qui en est la suite, la prédominence d'action d'une des extrémités supérieures sur celle du côté opposé, et que loin de remédier à l'action incessante de ces habitudes ou de ces mouvemens, ils la favorisent ou la sollicitent, de sorte qu'ils ajoutent aux chances d'augmentation des courbures au lieu de les diminuer.

Ils remarquent que quelle que soit leur construction, ils n'ont ni la force ni le degré de fixité nécessaire pour produire un effet suffisant, et n'exercent qu'un semblant d'action, dont le moindre inconvénient est de faire perdre un temps précieux qui pourrait être plus utilement employé, ou que s'ils remplissent ces deux conditions, ils font cruellement souffrir le malade par leur pression, par leur poids, par la gêne qu'ils causent.

Ils disent enfin qu'il est toujours facile au malade de se soustraire à leur action et qu'il ne le fait qu'en prenant au milieu même des courroies ou des plaques qui l'enserrent des poses plus fâcheuses encore dans leurs résultats que celle dont on veut corriger les effets.

Ils reconnaissent cependant qu'il est des cas

peu nombreux auxquels ils sont applicables, et en restreignent l'usage aux déviations commençantes, qui ne dépendent que d'une élévation trop rapide de la colonne épinière et de la faiblesse momentanée qui en est la conséquence; en sorte que pour eux ce sont des tuteurs et non des moyens redressans.

Je n'excepterai pas de ces appareils, que poursuit le blâme de tous les médecins observateurs, ceux auxquels récemment encore leurs auteurs sont parvenus à donner une certaine célébrité en abusant d'un rapport obtenu d'une honorable société savante : l'abandon du public et des médecins enfin désabusés prouve assez leur insuffisance.

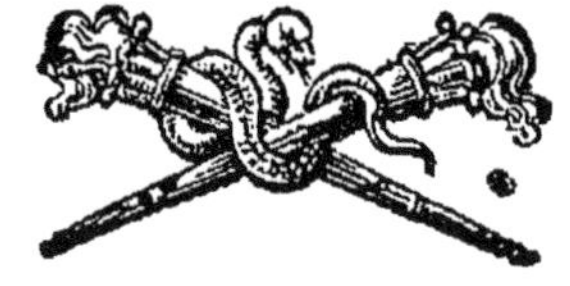

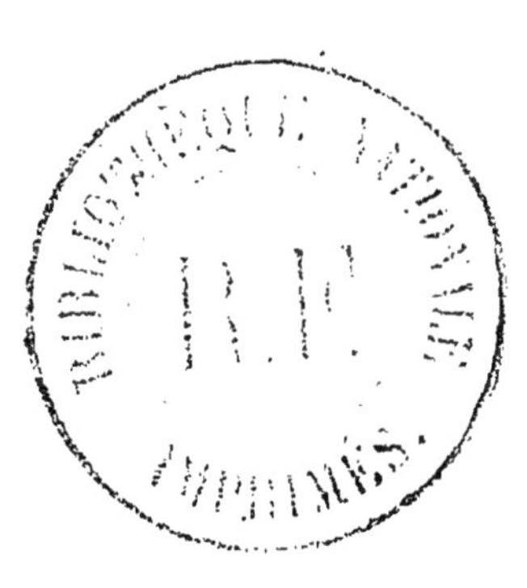

APPAREILS

DESTINÉS A AGIR DANS LA POSITION HORIZONTALE.

APPAREILS

DESTINÉS A AGIR DANS LA POSITION HORIZONTALE.

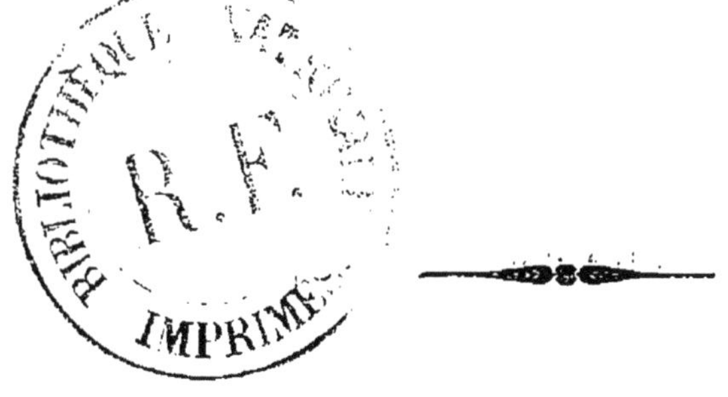

Ces appareils sont ou des appareils d'extension ou des appareils de pression.

APPAREILS D'EXTENSION.

Ceux d'extension sont tous construits d'après le même principe : saisir la colonne vertébrale à ses deux extrémités et tirer celles-ci en sens contraire. Un seul, le lit à divisions mobiles de

John Shaw, présente une structure différente: il a servi de point de départ pour la construction des lits perfectionnés employés dans un de nos plus vastes établissemens; c'est à lui aussi que j'ai emprunté la première idée de mon *corset-lit.*

Pour saisir la colonne vertébrale à son extrémité inférieure, tous se sont servis d'une ceinture, que les uns appliquent au-dessus des hanches, les autres sur celles-ci. Cette pression circulaire a des inconvéniens, soit qu'elle agisse sur les parois abdominales et les viscères qu'elle recouvre, soit qu'elle s'exerce sur le bassin, dont elle peut arrêter le développement ou au moins gêner l'évasement, ainsi que je l'ai plus d'une fois observé.

De cette ceinture partent deux courroies, une pour chaque côté, qui vont se rendre tantôt sur deux poulies séparées, tantôt sur un seul rouleau. Dans l'une et l'autre disposition, mais surtout dans la première, il arrive que les courroies tirent inégalement, sans que cela soit le fait de la volonté du médecin, et qu'une des hanches est ainsi maintenue dans un abaissement en opposition avec les résultats qu'on doit chercher.

Pour agir sur l'extrémité supérieure de la colonne vertébrale, les uns prennent un point d'appui sur le pourtour de la tête, d'autres n'agissent que sur l'occiput. Un grand nombre font partager l'effort à cette partie et à la base de la mâchoire; quelques-uns enfin saisissent les aisselles.

Dans le premier cas, la pression circulaire du bonnet sur les tempes, le front et l'occiput cause des douleurs intolérables et crée pour le malade des dangers pires que sa difformité.

Dans le second, on ne rencontre pas toujours un occiput assez saillant pour être arrêté par l'appareil qui doit le fixer quelle que soit sa structure. De là un déplacement continuel, le défaut de résistance à l'effort extensif exercé sur le bassin, l'annulation des effets de la traction. On a cherché à remédier à ce vice de conformation en fabriquant des occiputs artificiels, mais pour les fixer il fallait retomber dans les inconvéniens de la pression circulaire de la tête; ou en pressant les apophyses mastoïdes, action à laquelle on avait à reprocher les mêmes défauts.

Les colliers entourant le col et s'appuyant sur la base du crâne et sur celle de l'os maxillaire inférieur ont des vices plus grands encore, qu'ils soient souples, qu'ils soient inflexibles: ils fatiguent l'occiput, flétrissent les cheveux, les atrophient et à la longue les détruisent; ils causent des céphalalgies fréquentes, ou plutôt des névralgies occipitales; leur pression sur la base de la mâchoire porte celle-ci trop en avant et donne le menton de galoche, ou trop en arrière et efface plus ou moins complètement la saillie que doit faire cette partie; ils dérangent les dents, en favorisent la carie et nuisent au développement des traits du visage.

S'ils sont flexibles, en se moulant sur les parties qu'ils entourent, ils forment une sorte d'entonnoir dans lequel la tête tend à s'engager, ce qu'elle ne fait qu'aux dépens de la forme de la mâchoire, dont les angles postérieurs se rapprochent l'un de l'autre, en sorte que le visage, rétréci en bas et en arrière, prend un aspect caractéristique très-désagréable.

S'ils sont inflexibles, ils ont à un plus haut degré tous les inconvéniens que je viens d'énumérer.

Il est presque inutile de dire les vices de la pression sur les aisselles: la saillie des muscles qui en forment les bords s'affaisse à la longue et permet la pression du plexus axillaire; en outre la traction transmise à l'épine ne commence qu'au milieu de la région dorsale et est nulle pour les parties situées au-dessus. Je ne compte pas la gêne à laquelle cette élévation excessive des épaules condamne les malades et l'ennui que doit leur faire éprouver l'impossibilité où ils sont de se servir de leurs mains.

A tous ces inconvéniens des ceintures, des colliers, minerves, bonnets, etc, j'ajouterai ceux plus graves encore qui résultent des forces mises en usage pour exercer l'extension.

On a employé le plan incliné seul ou aidé de poids, de ressorts de configurations diverses, en spirale, en pincette, en X, de treuils et de systèmes plus ou moins compliqués de roues et d'engrenages. Le plan incliné permet rarement une extension suffisante à cause de l'adhérence que le corps contracte avec lui et qui s'oppose à ce que celui-ci glisse et s'allonge; il efface en quelques semaines les courbures naturelles de l'épine, le dos devient plat, la cambrure de la région lombaire disparaît, et la taille prend un aspect disgracieux; il agit sur toutes les vertèbres également.

Si on ajoute à son action par des poids ou des ressorts, ces mauvais effets deviennent plus marqués encore; de plus, on fait courir au malade des dangers réels qui résultent de l'abus de l'extension: tels sont le relâchement de tous les ligamens qui unissent les vertèbres entre elles, une flexibilité plus grande de cette pyramide osseuse, la diminution de sa résistance aux efforts qui tendent à la dévier, le tiraillement de la moelle épinière, l'engourdissement des extrémités inférieures, et enfin leur paralysie momentanée ou persistante.

APPAREILS DE PRESSION.

Quant aux appareils de pression, je n'entrerai pas ici dans le détail de leurs formes et de leur construction. Ils sont tellement nombreux et variés qu'un volume entier suffirait à peine à leur description; mais on peut affirmer que c'est bien plutôt le caprice de chaque orthopédiste, un besoin déraisonnable d'innover qu'une nécessité réelle qui les a fait ainsi multiplier et qui a amené les différences qu'ils présentent. En effet tous ont et doivent avoir cela de commun qu'ils présentent aux parties devenues vicieusement saillantes, par suite de la déformation de la taille, une surface qui les presse, les repousse et tend à les ramener à leur forme et à leur saillie primitive et normale. Je ne leur ferai d'autres reproches que ceux d'être souvent trop compliqués, d'une application trop difficile, trop peu sûre et trop sujette à varier; d'avoir besoin d'être modifiés ou remplacés par d'autres dans le cours du traitement, de ne pas suffire à toutes les phases de la cure; de nécessiter ainsi le séjour des malades loin de leur famille, de leur médecin, près des grands centres d'industrie, et par conséquent dans les lieux qui présentent les conditions hygiéniques les moins favorables à la santé.

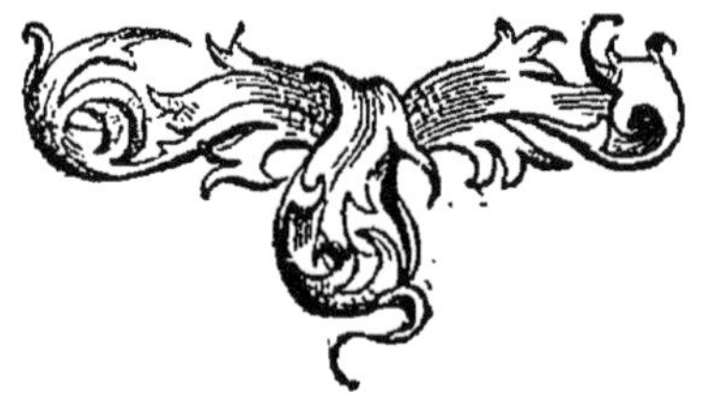

INVENTION DU CORSET-LIT.

INVENTION DU CORSET-LIT.

SES AVANTAGES.

De tout ce que je viens de dire, il résulte que j'ai dû chercher à inventer et à construire un appareil qui fût exempt de tous les défauts que je reproche aux appareils anciens; c'était un problème à résoudre, et je me l'étais posé dans les termes suivans :

Confectionner une machine simple, d'une application exempte de tout danger, d'un emploi facile, qui pût être entretenue ou réparée partout, qui conservât ou tendît à reproduire les courbures naturelles de l'épine, qui permît l'extension partielle ou totale de cette tige osseuse, par l'effet de la position seulement, sans pression sur la tête et sur la mâchoire, sur le ventre et sur les hanches; qui offrît des moyens de compression pouvant agir dans tous les sens, ensemble ou séparément, sans gêner les mouvemens de la respiration, sans offenser les viscères abdominaux; qui s'appliquât à presque tous les genres de difformités, et qui pût suffire à tous les besoins d'un traitement et suivre pour ainsi dire les changemens de taille en s'adaptant à tous les développemens que l'âge ou les soins médicaux pouvaient amener; dont la simplicité mît messieurs les médecins à même de traiter leurs *malades à domicile* sans les condamner à la réclusion dans une maison de santé, dont le moindre inconvénient est de donner à leur état d'infirmité une publicité qui plus tard, dans des circonstances importantes de leur vie, peut avoir sur leur avenir une fâcheuse influence.

Je crois avoir atteint le but que je m'étais proposé, et avoir mis ainsi les bienfaits incontestables de l'orthopédie à la portée de toutes les fortunes, au niveau de toutes les intelligences. Déjà d'honorables suffrages me sont acquis, et mon appareil a reçu la sanction de l'expérience. Plusieurs malades de la ville et de l'institution si justement renommée du *Sacré-*

Cœur et de plusieurs autres communautés religieuses ont été soumises à ce mode de traitement et en ont obtenu des avantages qui constatent que son emploi est tout à la fois plus sûr et plus prompt que celui des autres machines. Quand je dis plus prompt, je ne prétends pas justifier l'usage trop précipité qu'on pourrait faire de l'action de mon appareil, car outre les accidens auxquels peuvent donner lieu l'extension trop brusque de la colonne vertébrale et le redressement trop actif de l'épine déviée, il peut en résulter des rechutes dangereuses. Il est donc nécessaire de surveiller et de modérer l'action de mon *corset-lit*, pour laisser à chaque degré de l'épine le temps de se consolider, et opérer dans le redressement des améliorations efficaces et durables.

Pour satisfaire aux désirs de quelques praticiens qui croient encore que la position horizontale n'est pas nécessaire, ou qui veulent pouvoir varier à volonté l'attitude du malade, j'ai construit des appareils portés par un fauteuil pouvant faire lit, dont la disposition est telle qu'il permet tous les degrés d'inclinaison depuis la décubitus jusqu'à la position verticale.

J'ai fait en outre un *corset* qui continue pendant la station une action semblable à celle du *corset-lit*. Il n'est qu'une modification avantageuse, je crois, d'appareils analogues existant dans la science ou dans le commerce depuis longtemps. Je ne le signale donc point ici comme une invention, mais seulement comme un perfectionnement qui complète d'ailleurs l'ensemble de mes moyens de traitement.

DES EFFETS DU CORSET-LIT.

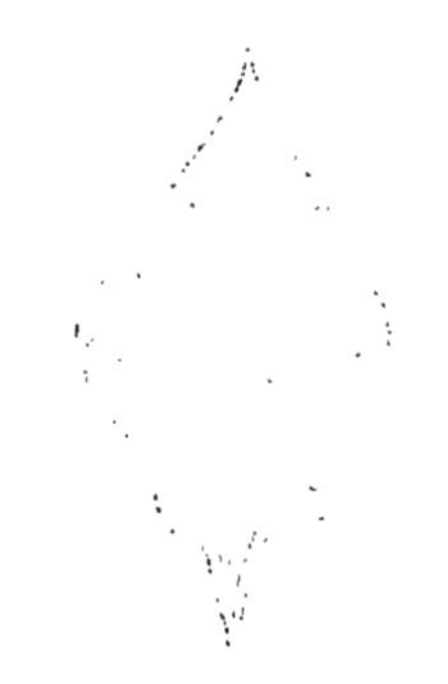

DES EFFETS DU CORSET-LIT.

L'extension, la compression et l'inclinaison dans la position horizontale sont les moyens d'action auxquels recourent les médecins qui se sont attentivement occupés de l'orthopédie appliquée aux déviations de la taille; c'est d'eux qu'ils obtiennent les résultats aujourd'hui incontestables auxquels tant de jeunes personnes ont déjà dû le retour de leur santé en même temps que celui de formes plus régulières.

Mon appareil, sans avoir besoin de subir aucun changement, produit ensemble ou successivement ces trois effets.

Par le moyen des brisures, on étend ou la totalité ou un seul point de l'épine; mais leur action même n'est pas nécessaire pour obtenir l'extension, car si l'on fait attention à la structure de l'appareil, on voit qu'il représente deux plans inclinés en sens opposés, dont le point de jonction le plus élevé par conséquent se trouve correspondant à la région lombaire, en sorte que la pesanteur naturelle des parties entraîne le bassin dans un sens et les épaules dans le sens contraire pendant le décubitus horizontal. Cette action est si énergique que l'on n'est pas obligé de recourir aux brisures pour autre chose que pour adapter la longueur de l'appareil à celle que prend le corps en se redressant.

Les plaques courbes entre lesquelles le tronc est placé peuvent se porter de droite à gauche ou de gauche à droite, et, changeant alors la forme générale du moule creux que représente l'ensemble des pièces, obligent le corps à se façonner sur cette forme nouvelle, en comprimant les parties saillantes des côtes, en même temps que l'inclinaison de l'épine change et se rapproche de la direction naturelle.

On conçoit, en examinant le jeu des pièces, que la tête et le bassin ne sont pas non plus soustraits à cette action, et qu'ils peuvent être inclinés à droite ou à gauche par un mouvement de traction latérale qui les entraîne en totalité, ou par un mouvement de bascule qui les fait pour ainsi dire tourner sur leur axe.

En sorte que cet appareil suffit à tous les besoins du traitement, quelle que soit la difformité et quelle que soit la période de la cure.

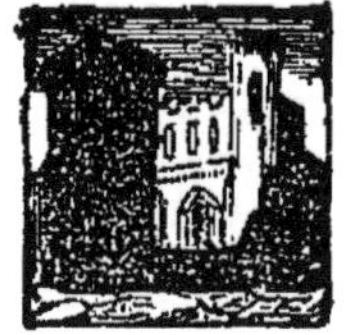

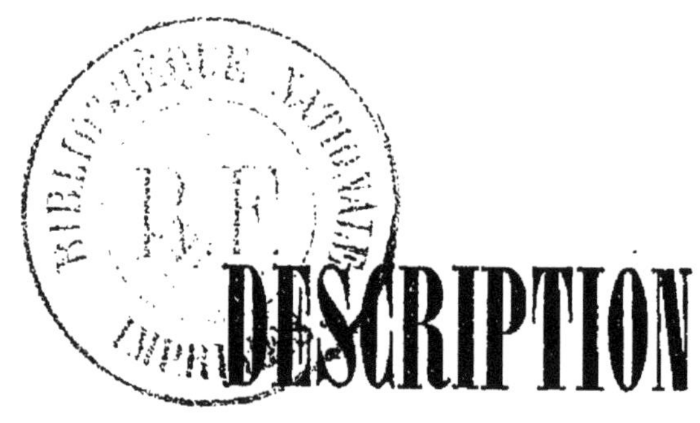

DESCRIPTION

DE L'APPAREIL CORSET-LIT.

DESCRIPTION

DE L'APPAREIL CORSET-LIT.

L'appareil *corset-lit* est composé :

1° D'un casque (A) destiné à contenir la tête, monté sur un support qui permet d'élever ou d'abaisser cette pièce, de l'avancer ou de la reculer.

2° De la partie supérieure du corset (B), servant à imprimer à la déviation un mouvement latéral de droite à gauche ou de gauche à droite.

3° D'une ou de plusieurs parties moyennes du corset (C) agissant dans les mêmes sens que la pièce précédente et pouvant recevoir son action dans le sens opposé à celui de cette première pièce.

4° De la partie inférieure du corset embrassant le bassin (D). Cette pièce, montée sur pivot, reçoit telle direction oblique qui peut être nécessaire ; elle reçoit aussi un mouvement de bas en haut par la manière dont elle est montée.

Le reste des pièces composant l'appareil sont des arbres en fer, des vis de rappel, des ressorts, des crémaillères et des courroies, mobiles ou non, dont la disposition varie selon les cas.

L'ensemble de l'appareil est supporté par une planche à divisions, dont le nombre varie aussi selon l'exigence des difformités.

Mon *corset-lit* peut subir dans sa construction et dans son organisation des variations si nombreuses que je m'abstiens de donner ici un détail plus étendu du nombre des pièces qui le composent et des dispositions qu'elles doivent recevoir. J'offre cependant à MM. les docteurs et à toutes les personnes qui voudraient bien me faire l'honneur de venir l'examiner de leur donner sur le jeu et les moyens d'action des différentes pièces tous les renseignemens et observations qu'ils désireront.

C'est à MM. les médecins que j'offre le produit de mon travail : bandagiste et mécanicien, mon ambition se borne, aujourd'hui comme toujours, à exécuter leurs ordres et à agir sous leur direction. Mon but n'est point d'abuser le public par des annonces mensongères et d'exploiter la crédulité et les craintes des mères de famille. Je laisse à l'expérience des gens de l'art à prononcer sur mon invention et à juger si l'idée que j'ai mise à exécution est réellement utile.

Comme je l'ai dit, des résultats nombreux déjà, et surtout avantageux, ont été obtenus de l'usage de mon *corset-lit* et sont désormais établis d'une manière incontestable sans que, jusqu'à ce jour, on n'ait eu à m'adresser le moindre reproche sur les effets qu'il produit et sur les moyens d'action que j'ai employés.

Je suis donc en droit de penser que j'ai atteint le but que je m'étais proposé et que ma méthode de traitement a sur ses devancières quelque supériorité qu'il me serait facile de constater. Mais en publiant ces courtes réflexions, je n'ai pas eu l'intention de faire un ouvrage scientifique, encore moins d'entrer dans la description, la comparaison et la critique de tous les appareils inventés jusqu'à ce jour : j'ai seulement voulu exposer mon invention, afin d'aider et de provoquer des recherches ultérieures dans cette partie du traitement orthopédique.

Mon plus doux espoir maintenant, comme aussi ma plus douce récompense, sera d'apprendre plus tard que les travaux de mes confrères ont de beaucoup surpassé celui que j'offre aujourd'hui au public.

EXTRAIT

DU RAPPORT adressé à son excellence le ministre de l'intérieur par la faculté de médecine de **Paris** sur les **BANDAGES HERNIAIRES** de **M. Valérius.**

Séance du 24 août 1820.

EXTRAIT

DU RAPPORT ADRESSÉ A SON EXCELLENCE LE MINISTRE DE L'INTÉRIEUR PAR LA FACULTÉ DE MÉDECINE DE PARIS SUR LES BANDAGES HERNIAIRES DE M. VALÉRIUS.

Séance du 24 août 1820.

Son excellence le ministre de l'intérieur a fait remettre à la faculté de médecine plusieurs bandages herniaires fabriqués par le sieur Valérius, et l'a chargée de lui faire connaître les avantages de cette découverte.

Les hernies étant du nombre des affections

les plus communes et ayant mérité dans tous les temps l'attention des hommes de l'art, nous ne devons pas être surpris de voir chaque jour de nouveaux émules inventer de nouvelles machines, proposer de nouvelles recettes contre cette grave affection, soumettre au jugement de l'école le résultat de leurs efforts et solliciter son suffrage.

Le sieur Valérius ne se donne point pour l'inventeur des bandages qu'il présente à la faculté; il déclare que c'est des modèles anglais qu'il a conçu leur exécution. Si le mérite de l'invention ne lui appartient pas, il a du moins celui de la perfection. Les copies nous paraissent bien audessus des modèles, et si le défaut d'expérience suffisante ne nous permet point de déterminer les avantages qui peuvent résulter de leur emploi, nous devons du moins des éloges à l'auteur : son zèle, sa sagacité et un ardent désir, qui paraît désintéressé, d'être utile à son pays le rendent digne de ce léger encouragement.

La collection offerte à l'école par M. Valérius comprend des bandages pour la hernie inguinale simple et double et des bandages pour la hernie ombilicale.

Le ressort du bandage simple doit excéder de deux pouces en étendue la moitié de la circonférence du bassin; ce ressort doit subir une extension; chaque extrémité est percée de deux trous distans d'un pouce.

L'auteur s'est ménagé la faculté d'allonger et de raccourcir son bandage en faisant glisser cette extrémité dans une coulisse de cuivre qu'on fixe au moyen d'une vis adaptée aux trous du ressort et un écrou taraudé dans la coulisse. Cette coulisse est jointe par une genouillère à une plaque de cuivre convexe à la pelote qui doit contenir la hernie et concave à la pelote appuyée sur le sacrum.

Cette dernière pelote remplace la courroie qui, dans les bandages ordinaires, vient se fixer au crochet de l'écusson et doit prévenir les déplacemens que tendent à opérer les inflexions variées du tronc.

Les constructeurs de bandages ont déjà tenté de nombreux essais pour assurer à la pelote une mobilité qui se prête à tous les mouvemens des malades en exerçant sur le lieu de la tumeur le même degré de pression : ses bandages doubles sont construits sur les mêmes principes.

Le sieur Valérius ayant le premier en France exécuté les machines soumises au jugement de la faculté, et ces instrumens ayant été fort utiles à plusieurs malades qui les ont essayés, nous estimons que cet ouvrier industrieux a des droits à la faveur qu'il sollicite. Nous proposons à la faculté de l'appuyer auprès de son excellence le ministre de l'intérieur dans la demande d'un brevet.

(Suivent les signatures des commissaires de la faculté, qui, lecture faite du présent rapport, l'adoptent dans tout son contenu et arrêtent qu'expédition en sera faite et adressée à son excellence le ministre de l'intérieur.)

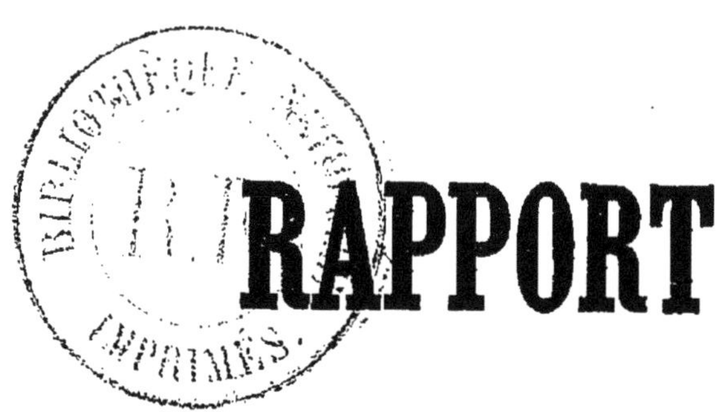

RAPPORT

DE M. LE MARQUIS DE LATOUR-MAUBOURG,

LIEUTENANT GÉNÉRAL, GOUVERNEUR DES INVALIDES,

A M. LE VICOMTE DE CAUX,

MINISTRE, SECRÉTAIRE D'ÉTAT AU DÉPARTEMENT DE LA GUERRE.

RAPPORT

DE M. LE MARQUIS DE LATOUR-MAUBOURG,

LIEUTENANT GÉNÉRAL, GOUVERNEUR DES INVALIDES,

A M. LE VICOMTE DE CAUX,

MINISTRE, SECRÉTAIRE D'ÉTAT AU DÉPARTEMENT DE LA GUERRE.

Paris, 16 août 1828.

Monsieur le vicomte,

En me référant à la lettre que M. le marquis de Clermont-Tonnerre m'écrivit le 29 octobre 1827 et qui était relative à M. Valérius, mécanicien-orthopédiste, admis à exposer parmi les produits de l'industrie un *bras mécanique*, au moyen duquel un cavalier, ayant subi l'amputation du bras gauche, conserverait la faculté, malgré la perte de ce membre, de pouvoir gouverner son cheval, je crois devoir informer votre excellence de ce qui s'est passé à ce sujet depuis cette époque. M. le marquis de Clermont-Tonnerre ajoutait que ce mécanisme paraissant avoir fixé l'attention du roi, M. Valérius désirait que l'essai en fût fait par un militaire invalide amputé du bras gauche, et il me demandait, après avoir pris sur ce point toutes les informations convenables, de quelle suite la demande de ce mécanicien pouvait être susceptible.

M. Valérius m'a effectivement présenté un bras artificiel dont le mécanisme me paraît ingénieux; mais sur quelques observations que je lui fis, il fut convenu qu'il donnerait plus de perfectionnement à cet appareil.

Le second essai fut fait par un invalide à cheval, amputé du bras gauche, et qui ne pouvait que difficilement faire reculer et tourner son cheval, la fermeture des doigts ne s'accordant pas avec le maintien des rênes du cheval, M. Valérius remporta son mécanisme pour remédier aux inconvéniens qu'il offrait pour la tenue des rênes de la bride.

Aujourd'hui M. Valérius a fait un troisième essai en ma présence. Le militaire invalide à cheval a pu placer les rênes entre les doigts de ce bras artificiel, faire tourner son cheval à droite et à gauche, reculer et l'arrêter.

Je ne doute pas que ce mécanisme ne soit encore susceptible d'être perfectionné ; je pense qu'il pourrait être très-utile à un homme privé du bras gauche, en supposant toutefois que l'amputation n'aurait pas été faite au-dessus du coude. Il m'a paru démontré que plus l'amputation se rapprochait du poignet, plus l'homme acquérait de facilité pour faire mouvoir les ressorts qui communiquent du bras à la main et rendre les doigts flexibles, soit en les étendant ou en les fermant.

Dans cet état de choses, je crois, monsieur le vicomte, que M. Valérius ne saurait trop mériter d'encouragement pour se livrer à un genre de travail qui annonce de l'imagination, de l'adresse et du talent.

Agréez, etc.

Le lieutenant général, gouverneur des Invalides,

Marquis V. DE LATOUR-MAUBOURG.

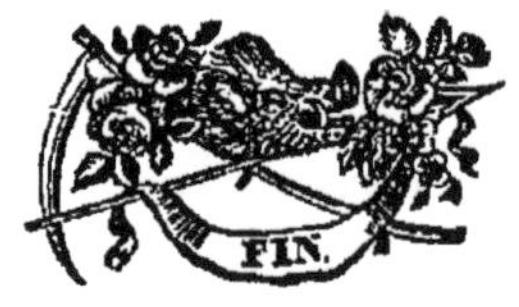

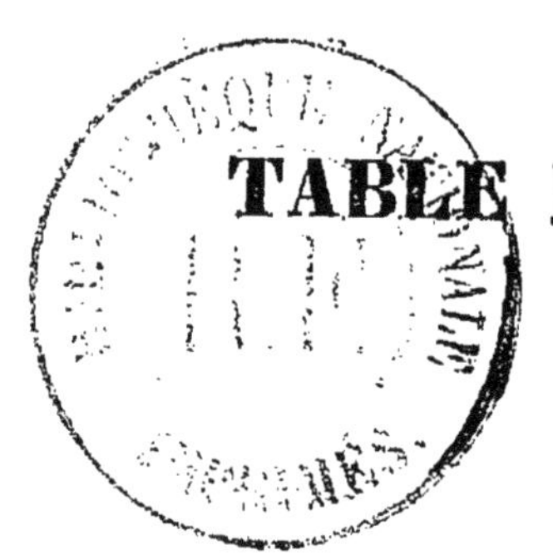

TABLE DES MATIÈRES.

7, rue du Coq-Saint-Honoré.

M. VALÉRIUS,

bandagiste-mécanicien-orthopédiste, breveté en 1821, 1826 et 1838, honoré d'une médaille d'or en 1820 et admis aux expositions de 1823, 1827 et 1839, croit devoir rappeler à MM. les médecins qu'il se charge d'exécuter d'après leurs ordres tous les appareils dont ils peuvent avoir besoin pour leurs malades.

Il croit aussi devoir les prévenir qu'il vient d'inventer un nouvel *urinal portatif imperméable*, d'une commodité incontestable, pour lequel il n'a pas pris de brevet malgré sa supériorité sur tous ceux employés jusqu'à ce jour.

MM. les docteurs trouveront aussi chez lui des

bandages de toute espèce, bottines, ceintures contre l'onanisme, corsets, ceintures de ventre, serre-bras, plaques de dos, suspensoirs, instrumens en gomme, etc.

FIN.

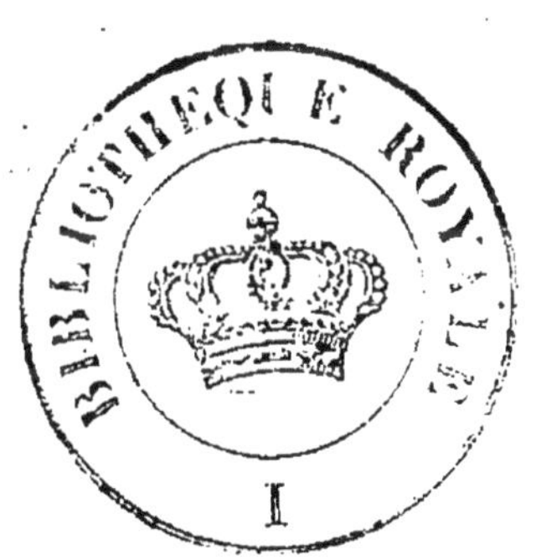

www.ingramcontent.com/pod-product-compliance
Ingram Content Group UK Ltd.
Pitfield, Milton Keynes, MK11 3LW, UK
UKHW012105240726
13965UKWH00004B/1544

9 782013 463713